AF346472

Archives Orientales

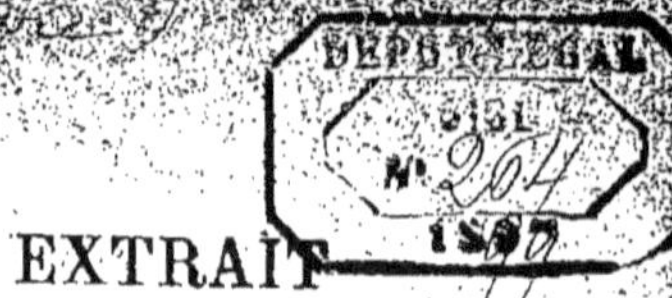

EXTRAIT

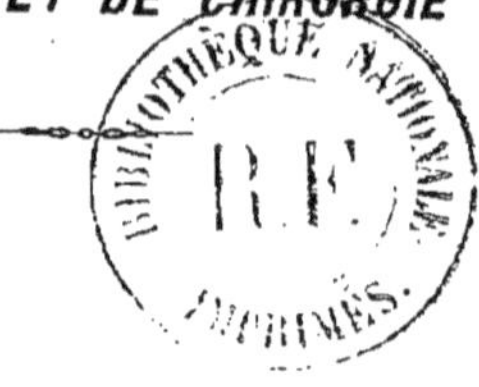

CROISSANCE DES CHEVEUX

SUR DES

Cicatrices faviques par des scarifications et des implantations de parcelles de tiges de cheveux

PAR

Le Dr MENAHEM HODARA

Médecin de l'Hôpital de la marine impériale ottomane.

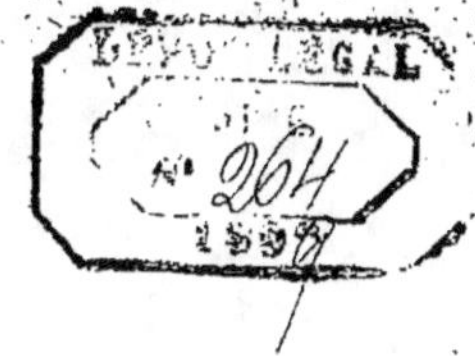

L'année dernière j'ai soigné deux jeunes filles atteintes depuis très longtemps de favus avec plaques cicatricielles de dimensions variables, lisses, atrophiques et totalement dépourvues de cheveux. Après avoir guéri le favus, au bout de quelques mois, j'ai tenté des essais pour faire pousser des cheveux sur les cicatrices faviques. Le procédé que j'ai employé, consiste à pratiquer sur une portion cicatricielle des scarifications profondes, multiples, serrées et croisées. Après avoir bien épongé le sang, je saupoudrais et j'implantais sur cette surface scarifiée une grande quantité de petites parcelles de tiges de cheveux coupés et morcellés aux ciseaux. Le tout était recouvert d'une rondelle de papier, recouvert à son tour d'un morceau d'emplâtre, qui fixait ainsi le pansement.

Il est à retenir, et je tiens à le faire remarquer tout particulièrement, que ces parcelles de grandeurs différentes, de 1, 2, 3 et 4 millimètres, servant ainsi à l'implantation, n'étaient que des morceaux de tiges capillaires périphériques, sans portions de bulbe, sans cellules épithéliales des gaines folliculaires arrachées en même temps et ne provenaient que des extrémités des cheveux coupés aux ciseaux.

La plupart avaient les deux extrémités coupées aux ciseaux, quelques-unes seulement, provenant tout à fait des bouts capillaires, avaient une extrémité coupée aux ciseaux et l'autre effilée.

Environ quatre semaines après l'implantation, en enlevant l'emplâtre, la plus grande partie de cet amas de parcelles capillaires ensemencées, se détachait en masse, et on voyait en dessous sur l'épiderme une couche cornée desquamante, une espèce de membrane fine, qui s'exfoliait en englobant une certaine quantité de ces parcelles implantées. La squame une fois tombée, j'aperçus un certain nombre de ces parcelles retenues et implantées profondément dans les incisures des scarifications. Au bout de quelques semaines encore, ces parcelles avaient déjà poussé et donnaient lieu progressivement à de véritables cheveux néoformés : Les uns devenant forts et pigmentés, d'autres restant minces, frêles et presqu'incolores. Trois ou quatre mois ont suffi pour couvrir chez ces deux jeunes filles l'alopécie cicatricielle d'une végétation capillaire encore clairsemée, mais réelle.

Depuis ces premières expériences, j'ai employé cette méthode sur d'autres personnes encore, atteintes de cicatrices faviques, hommes et femmes, et toujours avec les mêmes résultats positifs, particulièrement chez les jeunes sujets.

Chez un jeune homme de 25 ans, atteint de deux grandes plaques arrondies de cicatrices faviques complètement glabres, nous sommes arrivés à obtenir une végétation capillaire assez abondante au bout de quelques mois de ce traitement et en multipliant souvent les scarifications et les implantations. Chaque séance le faisait bénéficier d'un certain nombre de poils qui s'enracinaient et croissaient sans cesse.

Ainsi, cliniquement, il ne peut y avoir aucun doute sur ce fait bien curieux, que de petites parcelles de tiges capillaires coupées aux ciseaux et implantées dans l'intérieur des fentes d'incision des scarifications, peuvent s'enraciner et pousser en formant progressivement des cheveux longs et viables. Je dois ajouter que j'ai institué des essais comparatifs par des scarifications simples sans implantations de parcelles de tiges de cheveux ou avec implantation de fils de soie, de squames pulvérisées, etc., et j'ai toujours constaté des résultats négatifs.

Examen microscopique des cheveux néoformés sur les cicatrices faviques. — Les parcelles implantées et enlevées *au bout des trois premières semaines* ne montrent aucune altération sensible.

Elles sont telles qu'avant l'implantation, c'est-à-dire présentant soit les deux extrémités nettement tranchées par les ciseaux, soit une extrémité coupée aux ciceaux et l'autre effilée, selon leur provenance. Dans une seule parcelle enlevée 2 semaines après l'implantation, nous avons constaté l'extrémité inférieure légèrement épaissie et un tout petit prolongement de cette extrémité s'enfonçant dans l'intérieur du derme sous forme de fibre cornée, claire, homogène, sans trace de pigmentation.

Dans une parcelle enlevée 4 *semaines après* l'implantation, on voit une altération plus prononcée : l'extrémité inférieure est devenue plus épaisse et plus pigmentée, il y a un prolongement d'un millimètre à peu près, qui est frêle et composé de plusieurs fibres cornées et claires commençant à se pigmenter ; on voit se prolonger çà et là un commencement d'agglomération de granules et de blocs de pigment, surtout vers la portion centrale du prolongement, moins vers la périphérie.

Dans les parcelles non détachées on découvre *au bout de 5-6 semaines* d'implantation, les altérations suivantes : L'extrémité inférieure devenue pigmentée et épaisse, est prolongée d'un demi à un millimètre ou même un peu plus. La portion prolongée présente à peu près la même épaisseur et structure que toute la parcelle ; mais elle contient une substance corticale plus pigmentée entourée d'une cuticule claire et se termine finalement par un renflement plus ou moins grand, hémisphérique ou irrégulier et très pigmenté.

Au bout de 7 à 10 semaines d'implantation, les parcelles enracinées sont déjà en voie de croissance. On voit le prolongement mentionné de l'extrémité inférieure avec son renflement final. En outre, l'extrémité supérieure plus ou moins prolongée déjà s'avance au-dessus de l'épiderme, sous la forme d'une tige capillaire analogue à la parcelle même dont elle est la continuité ; elle est plus ou moins pigmentée.

J'ai enlevé des cheveux ainsi poussés dans les cicatrices 4 *mois après l'implantation* et mesurant déjà plusieurs centimètres en longueur. Examinés au microscope, ces cheveux néoformés sont d'apparence normale et à bulbe plein. Leur calibre est très variable et la plupart sont assez épais ; d'autres sont plus ou moins minces. En général, ils ressemblent, au point de vue de l'épaisseur et de la pigmentation, aux parcelles dont ils ont pris naissance.

Forts et foncés, quand ils sont la continuation, de parcelles épaisses et pigmentées, minces et blonds quand ils ne sont que la continuation des parcelles effilées et presque pas pigmentées.

La plupart de ces cheveux néoformés ont à leur centre un canal médullaire fermé et interrompu par places.

Leur substance corticale est plus ou moins pigmentée et entourée d'une cuticule claire, normale. La racine se termine par un renflement bulbaire plein, d'aspect analogue au renflement final de la parcelle, déjà constaté après 5-6 semaines d'implantation : renflement plus ou moins grand, semi-hémisphérique et irrégulier ; ou bien ce prolongement se termine par une partie amincie ou par un petit renflement final. Ces renflements bulbaires sont toujours entourés de tous côtés et embrassés par une cuticule.

Le calibre de la tige par rapport à la racine est très variable de même que la pigmentation.

Examens microscopiques.— J'ai été assez heureux pour pouvoir extirper, d'un de mes malades, une pièce d'alopécie cicatricielle favique, lisse, atrophique, totalement dépourvue de cheveux et non ensemencée, et trois autres pièces cicatricielles, scarifiées, ensemencées et ayant donné naissance à de la néoformation capillaire.

Les coupes de la première pièce ne dénotent aucune trace de cheveux ou de follicule pileux ; on y voit de nombreux glomérules, des canaux et des pores sudoripares ; l'épiderme y est d'apparence normale avec, par ci par là, des bourgeons épithéliaux et entre eux des papilles bien formées. Les fibres conjonctives du derme sont un peu horizontalement tendues, les parois de tous les vaisseaux y sont légèrement épaissies ; il y a hyperplasie légère des parois vasculaires.

La première des pièces cicatricielles ensemencées, très petite, ne contenait qu'une seule parcelle de cheveux en voie de croissance, élevée à peu près d'un à deux millimètres au-dessus du niveau de la peau. Dans des préparations colorées de cette pièce, on voit que la parcelle capillaire implantée se prolonge à peu près jusqu'à la moitié du derme et se termine par un renflement bulbaire plein. Tout autour il y a un petit follicule néoformé qui englobe le fond du renflement final. Dans les parties latérales on ne trouve aucune autre trace de follicule.

Dans une coupe médiane montrant tout le follicule néoformé, on voit son orifice sous forme d'un entonnoir, au centre duquel une coupe de la parcelle capillaire entourée d'une prolifération de cellules épineuses disposées en rangées circulaires ; en plus, il y a une couche granuleuse néoformée, composée de 4-5 rangées, plus une couche cornée de lamelles multiples, qui embrasse comme un anneau la parcelle capillaire enracinée.

Dans les coupes transversales de l'orifice folliculaire, on découvre nettement la continuité intime des lamelles cornées internes avec le cuticule de la parcelle capillaire.

Ces deux couches granuleuse et cornée de l'orifice folliculaire néoformé se continuent vers le haut avec les couches analogues de la surface.

A la partie cutanée de ce follicule on voit également, dans son centre, une coupe de la parcelle capillaire implantée et, tout autour, des cellules épineuse épidermiques ayant proliféré vers la profondeur d'une façon concentrique et formant ainsi la gaine externe de la racine.

Les cellules de la rangée la plus externe de cette gaine épineuse sont verticales et analogues aux cellules épineuses basales, tandis que les cellules des rangées moyennes ont des formes plus ou moins analogues aux cellules épineuses moyennes de la couche épineuse, dont elles sont la continuité ; mais les jeunes cellules épineuses sont un peu plus petites et aplaties.

La gaine folliculaire des cellules épineuses des rangées les plus internes, constituant une couche homogène cornée, et composée de lamelles multiples successivement croissantes n'est autre que la gaine interne de la racine.

On y voit les étapes de transformation successive des cellules épineuses et, çà et là, quelques noyaux ou vestiges de noyaux faiblement colorés.

Dans des coupes transversales de la portion cutanée du follicule, on trouve les lamelles cornées de la gaine interne en continuité immédiate avec la substance corticale du cheveu ; les cellules sans cesse croissantes de la gaine interne néoformée, unies intimement avec les cellules de la substance corticale, leur fournissent le matériel pour la croissance du cheveu.

Entre la gaine interne cornée de la racine et la gaine épineuse externe, il n'y a pas de couche granuleuse comme à l'orifice folliculaire ; mais, çà et là, quelques granules de kératohyaline.

La deuxième pièce excisée du même individu est une portion de cicatrice favique scarifiée et ensemencée. On y trouve 5-6 parcelles capillaires implantées ayant abouti à des néoformations capillaires, dont quelques-unes ont dépassé le niveau de la peau de quelques millimètres et d'autres commencent à peine à poindre.

Dans les coupes de cette pièce, on voit d'abord les altérations des scarifications consistant en fentes plus ou moins profondes, les unes de la couche épineuse seulement, les autres intéressant également le derme. Plusieurs de ces fentes sont guéries et dans l'épiderme il se forme périphériquement à chaque fente une nouvelle couche granuleuse et une couche cornée se prolongeant plus ou moins profondément dans l'intérieur même de la fente ; l'ancienne couche cornée superficielle se détache comme une membrane desquamante. En outre, on constate dans le derme une légère réaction inflammatoire, consistant dans une hyperplasie peu prononcée des cellules épithéliales et plus légèrement encore des cellules conjonctives intervasculaires.

Dans les préparations colorées de cette pièce sont beaucoup de follicules néoformés: parfois on y retrouve, tout à fait à la superficie de la couche épineuse, la parcelle de cheveu implantée autour de laquelle se dessine la partie supérieure d'un orifice folliculaire ; dans d'autres, les orifices folliculaires sont dessinés au milieu de la couche épineuse ; enfin, dans plusieurs autres préparations, on aperçoit les coupes de follicules néoformées dans des couches plus ou moins profondes du derme et même dans un cas le commencement d'une néoformation de glande sébacée.

Dans une de ces préparations, on découvre autour d'une parcelle de cheveu implantée au fond d'une fente irrégulière de la couche épineuse les cellules de cette couche proliférées et disposées en plusieurs rangées parallèles circulaires et à noyaux aplatis. Dans une autre préparation, on aperçoit à la superficie de la couche épineuse une dépression régulière sous forme d'entonnoir qui contient une coupe de parcelle capillaire et qui est entourée de rangées circulaires de cellules épineuses proliférées et à noyaux aplatis ; les rangées cellulaires internes ont subi une transformation granuleuse et cornée constituant comme un anneau qui enserre tout autour la parcelle implantée.

Dans les autres préparations colorées on voit des coupes longitudinales ou transversales de follicules néoformées vers la partie moyenne ou inférieure du derme. Tous ces follicules présentent presque la même structure : au centre de leur portion cutanée on aperçoit des coupes des racines capillaires plus ou moins épaisses, plus ou moins claires ou pigmentées entourées d'une cuticule homogène et claire. Ces racines sont entourées de la gaine épineuse externe et sont immédiatement en contact avec la gaine cornée interne ; dans quelques che-

veux clairs on peut voir nettement l'union intime de lamelles
cornées de la gaine interne avec la substance du cheveu. Dans
la plupart des gaines internes, on ne voit pas de noyaux colorés ; mais dans quelques-uns seulement des groupes isolés de
noyaux aplatis sont plus ou moins bien colorés. Dans les lamelles internes de la gaine interne on voit encore la formation plus ou moins grande de granulations de pigment. Une
de ces préparations représente une coupe de racine de cheveu terminée par un renflement semi-hémisphérique entouré
et embrassé par les gaines internes et externes néoformées.
Les follicules néoformées sont entourées d'une prolifération
de cellules conjonctives disposées circulairement et constituant une gaine fibreuse folliculaire. Cette gaine se montre
particulièrement épaisse autour d'un de ces follicules et se
compose d'une couche interne compacte de fibre conjonctive
et d'une couche externe de fibre conjonctive lâche.

La troisième pièce excisée est aussi, comme les autres, une
portion cicatricielle ensemencée sur laquelle on voit quatre
parcelles capillaires implantées, enracinées et grandies de
quelques millimètres au-dessus de la peau. De ces 4 cheveux
néoformés, l'un est mince et frêle et les 3 autres forts et pigmentés.

Dans les préparations colorées de cette pièce, on voit microscopiquement des coupes de cinq follicules pileux néoformés,
contenant au centre des parcelles enracinées.

Quelques-unes de ces préparations montrent des coupes mé-
dianes d'un petit follicule entier, ayant au centre une coupe de
cheveu très mince et très peu pigmenté. Dans d'autres préparations, on voit des coupes d'un deuxième, mais très grand
follicule presque entier, avec une forte racine de cheveu épais.
On voit dans ces deux follicules, au centre de leurs orifices,
des cheveux entourés d'une couche cornée et d'une couche granuleuse néoformées. A la partie entourée de ces deux follicules
on voit la racine de ces cheveux entourée de la gaine externe
de la racine, composée de cellules épineuses, ayant proliféré
de l'épiderme vers le derme autour de la parcelle implantée ;
et immédiatement autour de la racine on voit la gaine interne
composée de lamelles cornées en union intime avec la substance corticale du cheveu.

Dans ces deux follicules on voit, des deux côtés de la gaine
cellulaire externe, deux lobes latéraux de glande sébacée composée de cellules épineuses folliculaires. Dans ces lobes, le
plus grand nombre des cellules sont déjà transformées en cellules sébacées très grandes dont le protoplasma est plein de

globules de graisse ; et on aperçoit au centre de ces lobes deux canaux sécréteurs néoformés pleins de sébum, se vidant des deux côtés des follicules aux parties latérales de la racine des cheveux.

Les gaines épineuses externes et les deux lobes glandulaires sont entourés d'une gaine fibreuse composée de fibres conjonctives circulaires, sur lesquelles il y a des cellules conjonctives proliférées. Dans tous ces follicules on voit, latéralement à l'un des lobes glandulaires, la néoformation d'un muscle arrecteur sous forme d'un groupe régulier de cellules à rangées parallèles et à noyaux allongés et aplatis, s'insérant en tas d'un côté à la paroi glandulaire et en haut à la partie supérieure du derme.

On voit d'autres préparations montrant des coupes de l'orifice folliculaire néoformé d'un 3ᵉ grand follicule, ayant à son centre le centre le cheveu croissant très pigmenté et entouré toujours d'une couche cornée néoformée très épaisse composée de lamelles concentriques multiples, dont quelques-uns contiennent des rangées de noyaux aplatis bien conservés ; et dans les lamelles cornées internes on voit des granulations multiples de pigment.

Enfin, on voit des préparations d'un 4ᵉ grand follicule néoformé, montrant des coupes transversales circulaires à la partie moyenne du derme. On voit la coupe transversale de la racine du cheveu entourée, en allant du dehors en dedans, par la gaine fibreuse folliculaire conjonctive, puis par la gaine externe cellulaire et d'une façon immédiate par la gaine interne cornée ; au niveau de cette dernière il y a union intime et transition nette des cellules internes sans cesse croissantes des lamelles de la gaine interne avec la substance corticale de la racine, à laquelle elles fournissent le matériel pour la néoormation et la croissance du cheveu.

Résumé et conclusions.

Voici le résumé et les conclusions des données cliniques et microscopiques de mon travail :

1° Dans une cicatrice favique totalement dépourvue de cheveux, de petites parcelles exclusivement coupées des tiges de cheveux et bien implantées dans l'intérieur des fentes de scarification peuvent quelquefois s'enraciner et ensuite croître sous forme de longs cheveux. Ce fait merveilleux, autant que je sache jusqu'ici non connu, est prouvé cliniquement par l'implantation des parcelles des tiges de cheveux faite sur plusieurs cicatrices.

2° L'examen microscopique de parcelles implantées et enracinées quelques semaines après l'implantation, démontre un prolongement plus ou moins grand de l'extrémité inférieure de la parcelle, terminé par un renflement bulbaire. L'examen microscopique des cheveux ainsi néoformés sur les cicatrices et longuement grandis quelques mois après l'implantation des parcelles de tiges de cheveux démontre une tige, une racine et un renflement bulbaire *plein* bien formé.

3° L'examen microscopique des cicatrices faviques *non ensemencées* démontre *l'absence totale* des restes d'anciens cheveux ou d'anciens follicules.

4° Les coupes des cicatrices faviques ensemencées démontrent microscopiquement qu'autour des petites parcelles des tiges de cheveux bien pénétrées dans l'intérieur des fentes d'incisions et non détachées, il se forme un nouveau follicule dans lequel la parcelle s'enracine et s'unit intimement avec le follicule néoformé, qui fournit le matériel pour la formation et la croissance du cheveu, lequel est en union intime « agglutiné avec la parcelle enracinée ».

D'après l'étude de mes préparations, voici comment je me représente le processus de néoformation du follicule et de la croissance du cheveu. D'abord, tout autour de la parcelle de tige de cheveu bien implantée dans l'intérieur de la fente d'incision, il y a prolifération de cellules épineuses disposées sous forme de rangées circulaires à noyaux aplatis, qui forment ensuite une couche granuleuse et cornée plus ou moins pigmentée, lesquelles entourent immédiatement comme un anneau la parcelle implantée, constituant ainsi un orifice folliculaire. Puis la prolifération des cellules épineuses périphériques à l'orifice continua vers le derme tout autour de l'axe de la parcelle implantée sous forme d'une couche folliculaire de plusieurs rangées de cellules épineuses (gaine externe de la racine),laquelle fait la base pour la néoformation et la croissance du cheveu. Cette gaine externe forme à sa partie interne une nouvelle couche homogène, cornée, à lamelles multiples pigmentées (gaine interne de la racine). Celle-ci s'unit intimement, s'agglutine avec la partie inférieure de la racine implantée, qui se prolonge plus ou moins par son extrémité inférieure, s'enracine et se termine par un renflement bulbaire entouré de tous côtés et embrassé au fond par la gaine interne et externe néoformées. Ce prolongement de l'extrémité inférieure, de la parcelle avec son renflement final jusqu'à 4 se-

maines après l'implantation, se montre sous forme de fibres,
cornées, claires, peu pigmentées, mais 5 à 6 semaines après
l'implantation prend l'aspect et la structure analogue à la parcelle, d'une substance corticale plus pigmentée entourée d'une
cuticule claire. Je me propose, dans un travail ultérieur, d'é-
tudier les fins détails histologiques de ce prolongement inférieur de la parcelle. En attendant, je ferai quelques réserves
si ce prolongement inférieur de la parcelle, qui d'abord jusqu'à 4 semaines se montre transformé de fibres claires, est un
produit d'altération dégénérative de l'extrémité inférieure de
la parcelle, ou bien si ce prolongement inférieur de la parcelle
avec son renflement final, qui 6 semaines après l'implantation
prend un aspect et une structure tout à fait analogues à la
parcelle, est, comme je le crois plutôt, développé à la suite du
matériel fourni par l'union intime des cellules sans cesse croissantes de la gaine interne néoformée avec la substance corticale de parcelle implantée. De cette union intime des cellules
de la gaine interne néoformée avec la substance corticale de
l'extrémité inférieure de la parcelle provient le matériel de
transition et de nutrition pour la néoformation de substance
de cheveu, qui croît intimement aggluciné avec la parcelle ;
d'abord l'extrémité inférieure de la parcelle se prolonge, s'enracine et se termine par un renflement bulbaire plein et ensuite l'extrémité supérieure de la parcelle croît sous forme
d'une tige de structure plus ou moins analogue à la parcelle.
Ainsi la néoformation du cheveu est principalement due à la
prolifération de cellules épineuses situées autour de la parcelle implantée et à la néoformation d'une gaine folliculaire de
cellules épineuses. Ici la racine du cheveu est à bulbe plein et
le matériel n'est pas fourni par une papille pilaire, mais par
les cellules épineuses de la gaine interne et ensuite en cellules de substance corticale de cheveu. Autour de la gaine externe de cellules épineuses il se forme ensuite extérieurement
une gaine fibreuse par prolifération des cellules conjonctives.
Puis vient la néoformation de glandes sébacées par des boursouflements latéraux de la gaine externe composée de cellules épineuses, lesquelles se transforment ultérieurement en
cellules sébacées pleines de graisse, qui se vident dans le follicule aux parties latérales du cheveu par des canaux excré-
teurs néoformés au milieu de boursouflements. Enfin on voit
latéralement aux glandes sébacées la néoformation des mus-
cles arrecteurs par un groupe de cellules à noyaux aplatis
disposées en rangées parallèles se continuant d'un côté jusqu'à la paroi glandulaire.

4º Au point de vue pratique, cette méthode d'implantation de parcelles de tiges de cheveux dans les cicatrices est encore sujette à beaucoup d'amélioration. Les quelques résultats favorables déjà obtenus ne sont qu'un début pour les progrès qui demandent à être encore apportés à la méthode. Si du tas des parcelles implantées sur la partie scarifiée, il n'y en a que fort peu, qui donnent lieu à la néoformation des cheveux, la raison consiste principalement en cela que le plus grand nombre de parcelles ne pénètrent pas si bien et dans des directions aussi régulières qu'il est nécessaire dans l'intérieur des fentes d'incision. La plupart des parcelles implantées se détachent en bloc ; d'autres, qui pénètrent superficiellement et irrégulièrement sont aussi englobées et éliminées par la membrane desquamante. Il n'y en a que fort peu de parcelles qui s'implantent aussi profondément et régulièrement qu'il est nécessaire dans l'intérieur des fentes d'incision pour produire de nouveaux follicules et de nouveaux cheveux. C'est pourquoi, comme je l'ai déjà dit, j'avais dû répéter plusieurs fois les séances pour arriver à couvrir les 2 grandes plaques cicatricielles du jeune homme présenté à la Société, d'un assez grand nombre de cheveux néoformés. Chaque fois, il n'y avait seulement que fort peu de nouveaux cheveux qui croissaient. Dernièrement, j'ai tâché d'apporter une petite amélioration en cela que, après avoir fait les fentes de scarification, un peu plus profondes, j'introduisais soigneusement avec l'extrémité obtuse d'une branche de pince à épiler les parcelles de tiges de cheveux dans l'intérieur de chacune de ces fentes d'incision le plus régulièrement et le mieux possible. Ainsi dans l'avenir il y aurait lieu d'améliorer de plus en plus par un nouvel instrument ou une nouvelle méthode, de façon que les incisions soient faites aussi profondes et régulières que nécessaire et que les parcelles des tiges de cheveux implantées pénètrent le plus régulièrement possible dans l'intérieur de chacune de ces fentes de scarification.

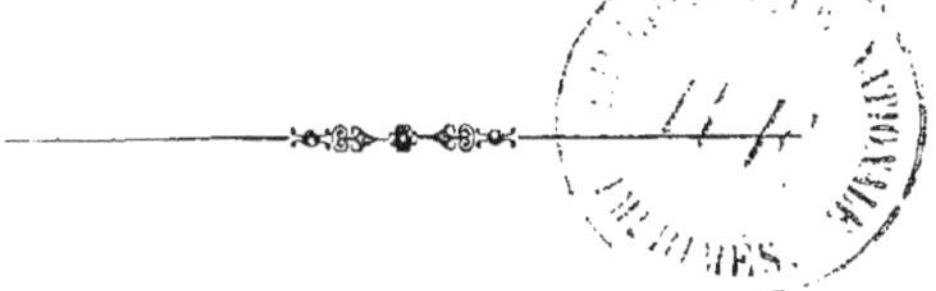

Clermont (Oise). — Imprimerie DAIX frères, 3, place St-André.